Título original:

Te ayudo a elegir tus AURICULARES DEPORTIVOS

Autor:

Sanha Miller

Año de edición: Febrero 2017

Te ayudo a elegir tus AURICULARES DEPORTIVOS
Sanha Miller

Los derechos reservados. Publicado en España por SANHA MILLER. Primera edición.

Te ayudo a elegir tus AURICULARES DEPORTIVOS
Sanha Miller

ÍNDICE

Bienvenidos a Mi Guía de Auriculares

Te damos la bienvenida a Mi Guía de Auriculares, la página web Más Visitada En España. Somos tu Guía Completa Informativa y de Opiniones acerca de Los Mejores Auriculares disponibles en la actualidad. Cada mes actualizamos el top 10 de los Auriculares Más Vendidos en el Mercado Español. Te brindamos para cada uno un análisis detallado de los diferentes Tipos de Auriculares entre los que puedes elegir según tus necesidades, gustos, colores, preferencias, y actividades.

Seguramente eres de lo que cambian constantemente sus auriculares porque no superan las expectativas. Estás pensando en Comprar Auriculares, pero no sabes cuál elegir de toda la variedad que existe.

¡No Te Preocupes Más! Estamos aquí para ser tu aliado en todo lo que tiene que ver con Los Mejores Auriculares. De ahora en adelante, tú también serás un experto en Gadgets Auditivos de la mano del equipo de profesionales de Comprarmisauriculares.com

En el momento de Comprar Auriculares, son varios los factores que debes tener en cuenta para que tu elección sea la más adecuada y que se ajuste a tus necesidades. Existe una amplia variedad de Modelos de Auriculares que pueden ir desde algo compacto y pequeño hasta Lo Más Tecnológico en sonido:

- Auriculares In Ear. Con gomas para los oídos de diferentes tamaños para garantizar el mejor ajuste.
- Auriculares Deportivos Bluetooth. Para disfrutar de la música con Auriculares Sin Cables, que te acompañen en el deporte.
- Auriculares con Micrófono. Con Función Manos Libres, Siri, Cortana, compatibles con la gran mayoría de dispositivos con Tecnología Bluetooth, y un menú con control de mando para Responder/Rechazar Llamadas, Modificar Volumen, Reproducir/Cambiar/Pausar tus temas musicales preferidos.
- Auriculares Para Nadar. Sin que sufran daño alguno bajo el agua.
- Auriculares Resistentes al Agua y Sudor. Para que entrenes tranquilamente en el gimnasio o en el parque sin preocuparte por el sudor o una lluvia repentina.
- Auriculares Running. Con cómodos ganchos que se ajustan a la línea natural de las orejas para que puedes realizar libremente tus Actividades Deportivas sin temor a que se caigan.
- Auriculares Monster. Para los que desean una Experiencia de Audio más completa y así sentirse más motivados durante los entrenamientos.
- Auriculares Cancelación Ruido/Reducción de Ruido. Donde los ruidos externos no interfieran con la música que escuchas o las conversaciones y llamadas que mantengas, ofreciendo una buena Calidad de Audio.
- Los Mejores Auriculares Gaming. Para los apasionados de los videojuegos.

Recuerda que el Precio de Auriculares no debe ser el único factor decisivo para realizar tu compra, ya que haría falta analizar tantos otros aspectos, entre los que destacan:

Te ayudo a elegir tus AURICULARES DEPORTIVOS

Sanha Miller

- Características y Funcionalidades.
- Diseño y Tecnología.
- Calidad del Audio (Performance del Sonido).
- Respuesta de Frecuencia y Sensibilidad.
- Autonomía de la Batería.
- Especificaciones Técnicas.

Entre otras variables que te iremos presentando con sus Ventajas y Desventajas, y la Gama de Colores según el modelo en cuestión.

Somos Profesionales Expertos en el Mundo de los Auriculares, en Comprarmisauriculares.com queremos informar a todas las personas Amantes de la Tecnología acerca de los detalles más esenciales y de manera imparcial en todo lo relacionado con los Tipos de Auriculares y Precio. No pretendemos ser muy técnicos porque lo que nos interesa es que el consumidor se decida por una compra inteligente y que esté Siempre Informado.

Después de esta introducción te invitamos a navegar entre nuestras páginas de Comprarmisauriculares.com y leas las Características, Opiniones, Comparativas y Precios de los Auriculares actualmente presentes en el mercado online y que sean de tu interés.

El Top 10 de Auriculares Deportivos que verás a continuación es actualizado mensualmente en base a los Modelos Más Vendidos, para que tengas al alcance de tus manos las Últimas Tendencias en Auriculares.

Pues sabemos que nada se compara con la sensación de haber adquirido un producto que satisface por completo todas tus necesidades y supera por mucho las expectativas.

Económicos Auriculares in Ear AUKEY EP C2 Para Tu Smartphone

Si estás buscando un buen par de auriculares manos libres que puedas utilizar con tu Smartphone y que ofrezcan una interesante calidad de audio, seguramente necesitas auriculares in ear de características tales como las de AUKEY EP C2. Los cuales, desde el punto de vista físico, están realizados con materiales de excelente calidad como todos los productos AUKEY.

No es sólo para los apasionados de la música sino también para aquellas personas que buscan auriculares deportivos de alta calidad para responder a las llamadas entrantes del Smartphone, el accesorio que comentamos a continuación podría ser tu mejor elección.

Diseño y Ergonomía

La calidad de fabricación de aukey auriculares se revela con un amplio uso de materiales metálicos, no solo para el cuerpo de los auriculares, sino también para el control remoto y el revestimiento del driver de 3,5 mm.

Los auriculares aukey EP C2 presentan un diseño agradable a la vista. El cable de los aukey headphones es largo (1.2 metros en forma de "Y") y no causa enredos durante su utilización.

Calidad Audio

A su vez Aukey EP C2 nos obsequia con un buen aislamiento acústico, y considerando su precio de venta, la calidad de audio es más que satisfactoria, así como en toda la gama de frecuencia equilibrada:

- Los bajos son reforzados y esto implica un sonido que está presente a veces en manera excesiva con tal de cubrir las altas frecuencias. En estos casos el audio resulta más que todo mezclado y poco agradable desde el punto de vista de la armonía general (sobre todo en niveles de alto volumen).
- La cápsula auricular reproduce fielmente los tonos altos, medios y bajos.
- Una vez que uses los auriculares Aukey, éstos aíslan perfectamente los ruidos externos.

El sistema Enhanced Bass y la producción con materiales de calidad permiten obsequiar un sonido equilibrado con bajos intensos y una distribución homogénea de las frecuencias:

- Un equilibrio magnífico para escuchar cualquier género musical sin limitaciones.

Por su parte, la calidad del audio en la llamada se encuentra dentro del promedio, probablemente un poco distorsionada en este caso, aunque según aukey opiniones confirman que se oye bien.

Te ayudo a elegir tus AURICULARES DEPORTIVOS
Sanha Miller

Micrófono Para las Conversaciones

El control remoto de los auriculares está dotado de un micrófono para utilizar en las llamadas de voz. Se caracteriza por un buen audio de salida, y no revela problemas durante la conversación con los interlocutores en una llamada.

Funciones del Control Remoto

Las funciones del control remoto en aukey EP C2 vienen garantizadas por un solo botón, y éstas se desarrollan más, precisamente por el número de presiones ejercidas en el mismo, tal como se indica a continuación:

- Presión sencilla: Para responder/colgar una llamada, así como para Reproducir/Pausar la pista musical.
- Presión prolongada por 1 segundo: Para rechazar una llamada entrante.
- Doble presión: Para escuchar la pista sucesiva.
- Triple presión: Para escuchar la pista anterior.

Colores Disponibles

Los auriculares in ear Aukey están disponibles en la siguiente gama de colores:
- Bronce.
- Rojo.
- Plateado.

Especificaciones Técnicas

- Marca: Aukey.
- Peso neto: 9 gramos.
- Dimensiones: 9 x 6.2 x 2 cm.

Relación Calidad Precio

¿Qué nos podemos esperar de auriculares running que cuestan alrededor de una decena de euros? Las expectativas no son altísimas, pero los usuarios pueden quedar particularmente satisfechos por los auriculares in ear Aukey EP-C2. Veamos el por qué:

- El punto fuerte de los auriculares deportivos Aukey es propiamente el precio (actualmente en oferta en Amazon por 8,99€).
- La calidad de construcción y de la reproducción del audio harían pensar que un producto de esta categoría debería costar el doble, y, por tanto, desde este punto de vista aukey auriculares son excepcionales.

Auriculares Mpow Wolverine. Calidad y Precio Insuperables

Los auriculares Mpow Wolverine son un producto pensado y realizado para quienes practican deporte de cualquier tipo, desde las actividades físicas al aire libre hasta los entrenamientos más intensos. Como precio, los auriculares Wolverine pertenecen a la clasificación medio-baja, pero sus rendimientos son excepcionalmente elevados.

Características del Diseño

Desde el punto de vista de los materiales de diseño, los auriculares Bluetooth MPOW de Wolverine satisfacen en cada detalle:

- La parte que está en contacto con las orejas ha sido realizada en un material muy suave y cómodo, garantizando una perfecta estabilidad incluso durante el movimiento.

El revestimiento externo de los auriculares mpow está realizado con un diseño de líneas metálicas en espiral (de aluminio ultra ligero), que hace que los Wolverine Mpow sean estéticamente bonitos.

Por su parte, el control remoto que contiene los 3 botones principales (ubicados en el cable) está hecho de una goma muy resistente. El cable que conecta los mpow auriculares tienen una longitud ideal para pasarlo por detrás de la nuca y es de un material muy flexible, resistente y anti-enredo.

Es posible meter los auriculares Bluetooth Mpow en los bolsillos sin preocuparnos de que se enreden, pudiendo ser extraídos y utilizados en pocos segundos (no teniendo que desatar nudos).

Tecnología de los Auriculares Bluetooth Mpow

Estos auriculares sport Mpow permiten conectarlos a un Smartphone Android o iOS sin ningún problema y con una velocidad excelente, además su consumo energético es bajísimo gracias a la tecnología Bluetooth 4.1 del cual están dotados.

Los botones de mpow wolverine auriculares deportivos Bluetooth 4.1 son muy prácticos y se encuentran en el control remoto a lo largo del cable, junto al micrófono. La disposición de los mandos hace que los mpow auriculares manos libres sean extremadamente fáciles de utilizar en un rango máximo de distancia de unos 10 metros.

Calidad del Micrófono y del Sonido

El micrófono incorporado en mpow es de óptima calidad, está ubicado perfectamente cerca de la boca y es ideal para telefonear en cualquier condición, con tecnología que reduce el ruido de fondo, por lo que la calidad sonora es muy buena (con un óptimo aislamiento de los ruidos externos).

Te ayudo a elegir tus AURICULARES DEPORTIVOS
Sanha Miller

Ciertamente, vale la pena resaltar que, los auriculares Bluetooth in ear Mpow ofrecen un sonido envolvente y claro que no tiene comparación.

Autonomía de la Batería

La duración de la batería de los auriculares mpow Bluetooth es buena, con una autonomía de al menos 8 horas y de 175 horas en standby, requiere de un tiempo de carga de unas 2 horas.

Ventajas del Producto

- Ligeros.
- Cómodos.
- Excelente relación calidad precio.
- Materiales de construcción de buena calidad.
- Muy buen audio.
- Cómodos mandos.
- Buen micrófono para las llamadas, además de estar adecuadamente posicionado.

Desventajas del Mpow Wolverine Bluetooth

No hemos encontrados ninguna desventaja en relación a mpow auriculares manos libres

Gama de Colores Disponibles

Los auriculares deportivos inalámbricos Wolverine están disponibles en dos versiones de color negro y dorado.

Especificaciones Técnicas

- 3 x Pares de gomas y aletas de reemplazo en 3 diversas dimensiones.
- 1 x Cable USB/micro USB para la carga.
- 1 x Mpow Bluetooth manual.

¿Es Recomendable por el Precio?

Los auriculares running Mpow wolverine tienen una insuperable relación calidad precio, tanto así que el único comentario que podemos hacer al respecto es que sea difícil encontrar algo mejor en este rango de precios.

En definitiva, los Mpow Bluetooth 4.1 son ideales para el deporte y para el uso diario, destacan por su calidad y estilo, así que puedes estar seguro que harás una buena inversión con la compra de los mpow auriculares manos libres.

Auriculares Tevina, Para Los Deportistas que Sienten la Música

El producto del cual hablaremos en las siguientes líneas seguramente será útil para todos los deportistas que disfrutan escuchando música durante los entrenamientos. En especial, nos referimos a los auriculares Wireless Bluetooth producidos por Tevina. Un factor importante para estos auriculares deportivos es, sin duda alguna, la ligereza y la calidad sonora.

Características del Diseño

Los auriculares in ear Tevina están realizados totalmente en plástico, excepto por un agregado en aluminio dispuesto en la parte lateral de ambos auriculares.

En cuanto al diseño, el producto resulta robusto, el ensamblado es preciso y los botones dispuestos a lo largo de la carcasa de los auriculares Tevina responden bien a los comandos.

De estos auriculares inalámbricos destaca su ligereza, tanto así que una vez que los utilices casi ni sentirás que los llevas puestos.

Estéticamente los auriculares para correr de esta marca resultan seductores, y su color verde lima además de ser particular, los hace muy llamativos.

El cable que conecta a ambos auriculares Bluetooth no es largo, estando casi tensos si se debiesen quitar de los oídos, cayendo exactamente alrededor del cuello permitiendo una fácil colocación.

Además de las clásicas gomas auriculares, Tevina ofrece otros repuestos con formas y medidas diferentes que permitirán al usuario adaptar, en el mejor modo posible, el producto.

Funcionalidad de los Botones

En el dispositivo Tevina encontramos botones muy funcionales que permitirán:

- Interactuar con el Smartphone.
- Cambiar de pista musical.
- Controlar el volumen.
- Encender/Apagar el Bluetooth.

Señal Bluetooth

La señal Bluetooth resulta siempre muy estable, el rango de conexión es de unos 10 metros. Tratándose de auriculares deportivos difícilmente se desconectarán mientras el Smartphone y los auriculares estén siempre cerca cuando se práctica alguna actividad deportiva.

Calidad Sonora

La calidad sonora que estos auriculares manos libres Tevina regala al usuario es bastante buena. Gracias a sus bajos profundos logra crear un sentido de inmersión total al escuchar temas musicales de cualquier género. El aislamiento es casi total, una característica positiva para la calidad de sonido.

Micrófono Incluido

En los auriculares Bluetooth para correr de Tevina encontramos a su vez un micrófono que, durante las llamadas logra hacer que la voz se oiga clara, sin los fastidiosos silbidos o saltos de audio.

Autonomía de la Batería

Los auriculares con Bluetooth Tevina tienen una batería interna que es capaz de reproducir continuamente la música con una duración de 5 horas. Para la carga, en cambio, se requieren 2 horas con un cable USB/micro USB.

Contenido de Fabricación

El contenido del pack de estos auriculares resulta ser muy discreta y compacta, en su interior encontramos un estuche reforzado que nos servirá para transportarlos con toda comodidad.

En el interior de la caja, encontramos:

- 1 x Auriculares inalámbricos Tevina.
- 1 x Estuche con diversos adaptadores para las gomas auriculares.
- 1 x Cable USB/micro USB para la carga.
- 1 x Manual que ilustra todas las principales funciones del producto.

Es necesario mencionar que el estuche que viene de fabricación es muy cómodo y práctico para poder transportar los auriculares Bluetooth, y está reforzado para que en caso de caídas sirva para proteger en manera óptima su contenido.

¿Merece Realmente La Pena Por El Precio?

Estos auriculares Wireless Bluetooth de Tevina son verdaderamente útiles para todos los deportistas apasionados por la música, unido al hecho de que el precio es muy competitivo. Dichos auriculares manos libres están bien elaborados, además estéticamente resultan ser muy atractivos a la vista. A pesar de ser auriculares baratos todos los aspectos han sido diseñados cuidadosamente, incluida la calidad del sonido que resulta ser casi perfecta para su tipología de uso.

Auriculares Inalámbricos Moudio M100. Prácticos y Cómodos

Pequeños, funcionales y ligeros, aunque extremadamente funcionales. Si buscabas un par de auriculares inalámbricos, los headphones Moudio M100 te encajarán muy bien, ofrecen un anclaje seguro y cómodo, además gracias a su tecnología Bluetooth se conecta rápido con el Smartphone o cualquier dispositivo habilitado.

Características Generales

Incluso durante una sesión de carrera los auriculares manos libres Moudio M100 permanecen en su lugar sin resbalar de las orejas. La calidad audio es óptima, así como del micrófono incorporado, considerando el precio del producto.

Los varios botones en los auriculares deportivos M100 Moudio permiten administrar las llamadas que llegan al Smartphone de una manera cómoda. Los auriculares vienen con una pequeña bolsa de viaje para llevarlos contigo.

Diseño Elegante y Calidad Sonora

El diseño atlético y envolvente, sin cables, permite utilizar los cascos Moudio para cualquier deporte, disfrutando de una impecable calidad del sonido. Son cómodos y plegables, con un diseño ergonómico que encaja perfectamente en las orejas, y permanece en su lugar, sin importar lo intenso que sea el ejercicio.

Las almohadillas de los auriculares inalámbricos Bluetooth M100 Moudio están hechos con tecnología de memory foam, para adaptarse a la perfección a tus orejas. Estos auriculares deportivos han sido diseñados para durar por mucho tiempo y brindar una óptima calidad de audio con bajos dinámicos y aislamiento acústico.

La experiencia musical que ofrecen estos auriculares Wireless es definitivamente fiel al sonido, con un driver dinámico de 30 milímetros y el imán de neodimio para bajos riquísimos y buena reactividad en las frecuencias altas.

Tecnología Bluetooth

La configuración del chip Bluetooth 4.0 garantiza una música estéreo de calidad CD Hi-Fi y una fuerte señal sin interrupciones del sonido cuando escuchas tus canciones favoritas o hablas por el micrófono.

Audífonos Inalámbricos Bluetooth Para Todos los Deportes

Moudio M100 tiene un diseño elegante en la parte posterior de los auriculares deportivos, ofrece una garantía al 100% de estabilidad y confort para quien lo utiliza en sus actividades deportivas, tales como:

- Running.
- Jogging.
- Mountain Bike.

- Pesca.
- Montañismo.
- Trekking.
- Otros deportes al aire libre.

Micrófono Incorporado

Los cascos música Moudio también tienen un micrófono integrado, permitiendo responder llamadas y mantener una conversación sin que tengamos que moverlos o quitárnoslo.

Compatibilidad Universal

Los cascos inalámbricos Bluetooth Moudio son universalmente compatibles con la mayor parte de los terminales provistos con Bluetooth. De hecho, funciona con:

- Iphone.
- Ipad.
- Android Smartphone.

Batería de Litio Integrada

Los auriculares deportivos Bluetooth Moudio tienen una batería de litio integrada, recargable, con una duración de hasta 20 horas en conversación o 16 horas de reproducción musical o de juego.

Aplicaciones Gratuitas

Lo más interesante de Moudio auriculares es la característica de las aplicaciones gratuitas Moudio disponibles en Apple Store o Android App Store, para:

- Monitorear la actividad deportiva. Con Fitness Monitor, con un registro en tiempo real de los datos de la actividad diaria.
- Efectuar la ecualización del sonido.

Es necesario resaltar que, para registrar el ejercicio físico, se requiere:

- Para Moudio App. Tecnología Bluetooth en su versión v4.0
- IOS App. Para teléfonos IPhone 4S o superior, y sistema operativo iOS7 o versiones más recientes.
- App Android. Requiere la versión Android 4.3 y BLE o superior.

Gama de Colores Disponibles

Los audífonos manos libres Moudio están disponibles en una amplia gama de colores:

- Azul.
- Blanco.
- Negro.
- Purpura.
- Rosa.
- Verde.

Te ayudo a elegir tus AURICULARES DEPORTIVOS
Sanha Miller

Contenido de la Confección

Estos auriculares inalámbricos Bluetooth vienen en una caja muy llamativa de color negro, la cual contiene:

- 1 x Funda protector suave y externamente satinado en color negro, para transportar los auriculares Wireless Moudio.
- 1 x Cable Micro USB para la carga.
- 1 x Manual de instrucciones.

Especificaciones Técnicas

- Marca: Moudio.
- Modelo: M100.
- Frecuencia: 20-20 K Hz.
- Unidades del Driver: 2*30 mm.
- Impedancia: 32 Ω.
- Sensibilidad: 115 dB @1 K Hz.
- Bluetooth: v4.0
- Dimensiones: 145 x 120 mm / 5.7 x 4.72 pulgadas.
- Peso neto: 72 g.

Relación Calidad Precio

Moudio Headphones es la fusión perfecta entre deporte y ritmo, con sensores de fitness para registrar cada paso en tiempo real, con una buena precisión de los sensores de pulso, además de ofrecer un feedback completo en relación al sistema de entrenamiento.

La relación calidad precio es verdaderamente buena, estos auriculares Bluetooth de Moudio son un excelente producto para escuchar tus listas musicales preferidas y para usarlos con el propio PC o tablet durante sesiones de juego o mientras trabajas.

Puedes adquirir los cascos inalámbricos M100 Moudio por un precio bastante asequible.

NGS Sport Artica. Sonido Increíble Para Tus Entrenamientos

Los auriculares NGS Sport Artica han sido diseñados exclusivamente para esos amantes del deporte, destacan por la calidad de los materiales de diseño (la cual es muy buena), sin cables que interrumpan los entrenamientos y con un perfecto encaje seguro para garantizar que pueda ser utilizado en pleno movimiento. Su ligero diseño es a prueba de sudor y resistente al agua. Lo sorprendente de estos auriculares Bluetooth deportivos es su notable sonido.

Realmente entre los propósitos de muchas personas al comenzar el año es llevar una vida saludable y practicar deportes para mantenerse en forma; en este sentido, la compañía NGS ha lanzado al mercado de auriculares deportivos su famosa versión ngs sport artica con tecnología Bluetooth que serán nuestros nuevos aliados para alcanzar nuestros objetivos fitness.

Características Generales y Funciones

Estos espectaculares auriculares Bluetooth ngs se distinguen por su diseño minimalista y por su aspecto aerodinámico. La calidad de sonido es impresionante.

Además de escuchar música, estos auriculares sport permiten la conversación en llamadas telefónicas desde nuestro Smartphone. Cuando recibimos una llamada, la música se interrumpe automáticamente permitiéndonos responderla a través de los pulsantes presentes en los audífonos sin cables de ngs; al finalizar, la música se reinicia de modo automático.

Todo esto es posible por el micrófono incorporado para continuar con nuestro entrenamiento sin tener que detenernos y quitarnos los auriculares sport artica.

Los botones presentes en los ngs auriculares bluetooth, además de su función para responder llamadas, sirven para el control del volumen (+/-) o seleccionar la canción (hacia adelante/hacia atrás).

La increíble forma del arco favorece la utilización de los ngs auriculares Bluetooth en la nuca de modo estable, con el cual se puede practicar cualquier tipo de deporte, sin los molestos cables, gracias a la tecnología Bluetooth.

Resistentes al Agua y al Sudor

Los Sport Artica ngs están realizados en materiales de alta calidad, resistentes al agua y al sudor. En la fabricación de este producto trae incluído un práctico estuche protector que se ajusta en el brazo, dotado de un cierre regulable para poder llevar con nosotros, nuestro dispositivo MP3 o el Smartphone.

Accesorio Universal

Los ngs headphones son un accesorio universal, es decir que un solo tamaño encaja con todas las dimensiones necesarias.

Te ayudo a elegir tus AURICULARES DEPORTIVOS
Sanha Miller

Compatible con Dispositivos Bluetooth

Los auriculares deportivos mp3 sin cables de la marca Ngs Sport tienen incorporados la tecnología Bluetooth (V2.1 + EDR), además es compatible con la mayoría de los Smartphone y reproductores de música alcanzando hasta 10 metros de distancia.

Autonomía de la Batería

A parte de ser auriculares Bluetooth deporte ligeros y de reducidas dimensiones, Ngs sport artica Bluetooth tiene una batería interna recargable (polímeros de litio, 170 mAh) que ofrece una autonomía de hasta 7 horas continuas de música, 8 horas de conversación y 180 horas en modalidad standby.

La batería de estos auriculares sport se recarga a través del cable USB (incluido de serie), con un tiempo de carga de 2 horas.

Colores Disponibles

Sport artica de NGS viene disponible en sus versiones de color:

- Amarillo.
- Verde.
- Negro.
- Rojo.

Especificaciones Técnicas

- Conexión: Bluetooth.
- Versión Bluetooth: V2.1 + EDR.
- Perfil de Bluetooth: auriculares, manos libres, A2DP, AVRCP.
- Rango de efectividad: 10 metros.
- Tiempo de reproducción musical: 7 horas.
- Tiempo en standby: hasta 180 horas.
- Tiempo de carga: 2 horas.
- Capacidad de la batería: 170 mAH.
- Entrada: DC 5V/130 mA.
- Dimensiones: 132 x 134.5 x 61 mm
- Peso: 35.3 g.

Precio de Auriculares ngs Bluetooth

Puedes adquirir estos auriculares inalámbricos para correr Sport Artica ngs por un precio medio y empezar a disfrutar de tus entrenamientos con el increíble y potente sonido que te ofrecen.

Acciona tu Entrenamiento con Philips SHQ8300LF Actionfit

Los auriculares Bluetooth Philips SHQ8300LF son un producto particularmente dirigido para quienes practican mucho deporte. A pesar de que la atención se ha concentrado en la usabilidad de los auriculares deportivos durante la actividad física, la calidad de audio no ha sido puesta en segundo plano, con una buena respuesta de frecuencia que permite una reproducción fiel de tus canciones preferidas.

Características y Performance

Los auriculares deportivos Bluetooth de la marca Philips Actionfit han sido concebidos para el deporte, incluso cuando efectuamos movimientos rápidos y, por tanto, para ser utilizados también al aire libre, donde a menudo los ruidos externos dificultan escuchar la música. Para evitarlo, estos philips actionfit Bluetooth presumen de 107 dB de sensibilidad, y además al máximo volumen el sonido es cristalino gracias a los 32 Ohm de resistencia.

El punto fuerte de este modelo de Bluetooth auriculares, desde el punto de vista del audio, es el procesamiento de los bajos, por el driver particularmente grande (13.6 mm) de los auriculares.

En relación con auriculares in ear Philips cabe destacar que no se limitan a garantizar una buena estabilidad, permaneciendo adheridos a los oídos, por ejemplo, durante el jogging, sino que pueden ser un fiel acompañante para actividades más intensas como el Crossfit.

Diseño Versátil

Lo que seguramente impresiona es la versatilidad: en el interior del embalaje además de los auriculares Philips Actionfit y una bolsa protectora (contra rasguños y para mantener ordenado el contenido) encontramos diversos tipos de enganches para el oído:

- El primero diseñado en forma de "C" sirve para que los audífonos se adapten a su uso durante actividades relativamente tranquilas, como correr ligeramente en el parque.
- El segundo es apto para los que hacen deporte con mayor intensidad, para el cual se tiene un arco que fija los auriculares actionfit a las orejas. Asímismo, es posible utilizar un clip que bloquea el cable del audífono Philips y lo estabiliza (una especia de pinza magnética, que se puede sujetar al cuello de la camisa).

Resistente al Agua y Sudor

Este modelo de auriculares inalámbricos Philips se adapta a todas las estaciones del año, de hecho, incluso en los días más lluviosos se pueden utilizar sin ningún problema, ya que son resistentes tanto al agua como al sudor.

Funciones Incorporadas

Philiips SHQ8300LF Actionfit es un dispositivo que ofrece diversas posibilidades, aparte de los clásicos comandos y el micrófono, encontramos funciones que nos permiten asignar una calificación alta al factor que se ocupa de este aspecto. Bastaría pensar en la conexión NFC, que logra acelerar y simplificar posteriormente la operación de emparejamiento entre los auriculares y el dispositivo.

Otras particularidades de estos auriculares Bluetooth Philips, que son interesantes para quien le gusta hacer deporte en compañía, es la función MusicChain: si un amigo tiene auriculares con esta misma función, es posible intercambiar las pistas musicales que se estén escuchando pulsando el botón adecuado.

Recordemos que este modelo de auriculares deportivos está dotado de los clásicos botones + y - que permiten tanto aumentar/disminuir el volumen como cambiar de pista. Otro botón, dispuesto entre los dos antes descritos, permite iniciar la música o la llamada telefónica.

Autonomía de la Batería

La autonomía de la batería es de unas 6 horas en conversación y de 7.5 horas en reproducción musical. A pesar de que en este rango de precios medio-alto de auriculares Bluetooth se pueden seguramente encontrar modelos con mayores rendimientos, los auriculares Philips son pensados sobre todo para el uso deportivo, que difícilmente irá más allá de 4-5 horas continuadas.

A la luz de estas consideraciones, podríamos afirmar que la duración de la batería es satisfactoria, sobre todo si se tiene en cuenta que la carga completa requiere entre 1 y 2 horas.

Ventajas

- Estables, incluso estando en movimiento.
- Buena calidad de audio. Sonido de alto rendimiento.
- Diseño atractivo.
- Fácil conexión
- Resistentes al agua. Certificado IPX2.

Desventajas

- No aíslan perfectamente.
- Funcionan solo a batería.

Colores Disponibles

Philips auriculares están disponibles en los siguientes colores:

- Blanco y negro con micrófono incorporado.
- Gris y verde lima.
- Gris y rosa.

Contenido de Fabricación

- 1 x Auricular Actionfit Philips.
- 1 x Cable de carga USB.
- 1 x Manual de inicio rápido.

Te ayudo a elegir tus AURICULARES DEPORTIVOS
Sanha Miller

Precio

Precio medio. Puedes adquirir estos auriculares Actionfit para que te acompañen en tus actividades deportivas con tu música preferida.

Auriculares QCY para una Perfecta Experiencia de Audio

Te presentamos a la compañía QCY, fabricante de marcas chinas reconocida por ser la más grande en dispositivos Bluetooth Wireless, con más de 13 años de experiencia en el mercado; ha creado un total de 100 millones de Bluetooth headphones, a un precio realmente competitivo para ser auriculares deportivos QCY, potentes y con múltiples funciones incorporadas, concebidos para darte una perfecta experiencia de audio.

Diseño Multifuncional

Son auriculares Wireless con un estilo agradable a la vista, de un gran sonido estéreo que te permite disfrutar de la música y deporte al mismo tiempo, con 3 funciones en 1:

1. Tarjeta TF.
2. Radio FM.
3. Bluetooth v 4.1.

Son auriculares Bluetooth aptos para el deporte, los preferidos de ciclistas, runners, joggers, o para los que simplemente disfrutan de caminar por la ciudad.

Su diseño además de ser práctico resulta cómodo para llevar contigo donde vayas, para practicar deportes o simplemente para estar en casa y utilizarlo para escuchar música con cualquier dispositivo con conexión Bluetooth.

Sus esponjas de cascos música son suaves, por lo que no causan ninguna molestia sin importar por cuánto tiempo los tengas puestos.

Calidad de Audio

QCY Auriculares son cascos inalámbricos dotados de la tecnología de reducción de ruido, estupendos para escuchar música con calidad de audio estéreo, incluso para hablar por teléfono (manos libres).

Para ser auriculares baratos, la respuesta a los bajos es sólida, no explícitamente natural, pero profunda, potente y relativamente ajustada. Los medios son lo suficientemente frescos, definitivamente puedes sentir que no estás perdiendo muchos detalles en las pistas musicales. Pueden escucharse a un alto volumen. Ocasionalmente se siente un ligero silbido en los agudos, el cual es menos enfatizado en general.

Soporte para tarjeta de memoria TF y radio FM

Si enciendes los auriculares deportivos QCY sin insertar una tarjeta TF en el headphone, el modo por defecto es la radio (mantén presionado el botón de pausa y busca automáticamente los programas FM).

Por el contrario, el modo automático es reproductor MP3 si se inserta la tarjeta de memoria antes de encenderlo.

Te ayudo a elegir tus AURICULARES DEPORTIVOS
Sanha Miller

Tecnología Bluetooth 4.1

Los cascos con Bluetooth QCY son compatibles con la mayor parte de los Smartphone (Samsung, BlackBerry, HTC, Tableta, iPod y PC) así como iPhone. Además, es compatible con otras versiones Bluetooth: v 3.0, v 2.1, y v 2.0.

El micrófono interno incorporado permite una fluida conversación de calidad con dispositivos móviles que también incluyan la tecnología Bluetooth. Adicionalmente incluye una función de voz inteligente que te recuerda el estado de funcionamiento del producto.

El rango de frecuencia para la transmisión de la señal Bluetooth abarca hasta un máximo de 10 metros, sin embargo, la señal puede verse un poco afectada por las interrupciones del medio ambiente.

Autonomía de la Batería

La desventaja de los audífonos QCY está en la autonomía de la batería, la cual dura entre 5 y 6 horas, con un tiempo de carga menor a 2 horas, lo cual no es algo negativo, pero ciertamente no es lo mejor. El tiempo para la conversación es de hasta 6 horas y en standby para un máximo de 112 horas.

Gama de Colores y Precio

Los auriculares qcy están disponibles en color negro. En comprarmisauriculares.com puedes encontrar una gran variedad de precios para distintos cascos inalámbricos.

Especificaciones Técnicas

- Versión Bluetooth: v4.1.
- Perfil de apoyo: HSP/HFP/A2DP/AVRCP.
- Batería: ion-litio 240 mAh.
- Rango de frecuencia: 2.4026 ghz – 2.480 ghz.
- Tiempo de carga: menor a 2 horas.
- Tiempo de conversación: hasta 6 horas.
- Tiempo de música: 5-6 horas.
- Tiempo en standby: hasta 112 horas.
- Peso total: 37 gramos.

Contenido del Embalaje

- 1 x Bluetooth QCY auriculares.
- 1 x Cable micro USB para la carga.
- 1 x Manual de usuario.
- 2 x Esponjas cover.

Máximo Confort con los Auriculares Wireless Aukey EP B26

Los auriculares wireless aukey EP B26 son dispositivos auditivos de gran valor, no sólo desde el punto de vista estético sino también desde el perfil tecnológico: caracterizado por un diseño que ha sido estudiado en los más pequeños detalles, presenta un arco regulable pensado para adaptarse a las exigencias de quien lo utiliza. Destacan sus materiales suaves para producir el máximo confort posible.

Diseño y Funcionalidad

Más allá de su diseño que pudiera parecer un poco incómodo, estos auriculares Bluetooth son muy ligeros, y por tanto pueden ser utilizados para hacer deporte: en el gimnasio, en el parque o montando en bicicleta; lo versátil del producto es uno de sus puntos fuertes más evidentes.

Impresiona la compatibilidad de los cascos auriculares Aukey que, a pesar de no ser propiamente pequeñísimos, logran estar dentro de la palma de la mano. Una señal, ya importante, para su fácil transporte.

En el auricular derecho están presentes los botones para control del volumen, otro para responder llamadas entrantes (que sirve también para el On/Off del sistema) y un comodísimo botón para cambiar de pista musical. Todos estos tres botones funcionan a la perfección en cualquier smartphone.

Tecnología Bluetooth

Los auriculares Aukey vienen con tecnología estándar bluetooth v 4.1 más EDR con el soporte A2DP, AVRCP, HSP, HFP, que permite el emparejamiento con dos dispositivos y enviar señal de audio estereofónico.

Calidad del Sonido

La calidad del sonido es muy elevada, y cada pista de audio garantiza la máxima claridad, esto gracias a que son audífonos con cancelación de ruido, que aísla y elimina todos los ruidos externos.

Micrófono Interno

El micrófono incorporado es otra prueba de la funcionalidad y comodidad. De aquí porque estos modelos de audífonos son ideales, no sólo para escuchar música sino para realizar llamadas.

El micrófono dispone de cancelación de ruido y una autonomía de llamada de 24 horas y de 300 horas en stand-by con una simple carga.

Te ayudo a elegir tus AURICULARES DEPORTIVOS
Sanha Miller

Ventajas de los Auriculares Wireless Aukey

Son muchas las ventajas ofrecidas por los auriculares aukey bluetooth, pueden ser utilizados para responder cualquier llamada donde te encuentres, sin tener que preocuparte por los cables, y sobre todo sin tener el teléfono en mano.

- Precio apropiado.
- Los auriculares EP B26 Aukey son plegables, se pueden transportar a donde sea, cuando y como se quiera: en los bolsillos de los pantalones. en una mochila o en un bolsito.
- Calidad de audio.

Se trata de un producto que hace de la adaptabilidad su propio rasgo distintivo, en el sentido que los auriculares bluetooth aukey pueden ser usados sin problemas en varios contextos:

- Los auriculares running son portátiles, están hechos con materiales de buena calidad.
- Los comandos son prácticos, con botones bien visibles y de dimensiones suficientemente grandes.

Desventajas de los Auriculares Deporte Bluetooth Aukey

Si bien estos auriculares inalámbricos para correr son ligeros, y por consiguiente adaptados para el deporte, sin embargo, su diseño podría representar un obstáculo en este sentido:

- Se trata de un producto relativamente incomodo, que podría molestar levemente cuando se corre.

Es un aspecto que se debe tener en cuenta, pues la denominación de estos auriculares con Bluetooth resalta que han sido propiamente concebidos para la actividad deportiva.

Sumado a lo anterior, los headphones Aukey EP B26 no presentan una gama variada de colores, solamente se fabrican en color negro.

Especificaciones Técnicas

- La batería incorporada es de 450 mAh (polímeros de litio).
- La batería del auricular inalámbrico Aukey garantiza una autonomía de hasta 24 horas en llamadas, mientras que en stand-by puede llegar hasta 300 horas con una sola carga.
- El tiempo necesario para la carga es de apenas 2 horas.
- El rango máximo de alcance Bluetooth es de 10 metros.
- Sus dimensiones son de 12.3x2.7x6.9 cm.
- Su peso es de apenas 72 g.

Contenido de la Fabricación

En la confección están presentes:

- 1 x par de aukey auriculares.
- 1 x manual de instrucciones.

Te ayudo a elegir tus AURICULARES DEPORTIVOS
Sanha Miller

- 1 x carta de garantía.
- 1 x tapón para el producto.
- 1 x cable de carga USB.

Relación Calidad-Precio

Es desde hace tiempo que Aukey está reconocida por ser una empresa que hace de la relación calidad precio su punto fuerte: basta dar una ojeada en la red, para hacerse una idea de su variada oferta. Los aukeys headphones se presentan a un buen precio.

Plantronics Backbeat Fit. Wireless para Fitness y Running

Plantronics Backbeat Fit son excelentes para el fitness y running lanzados al mercado como auriculares Wireless con tecnología Bluetooth para hacer deporte, ofrece calidad y funcionalidad. Se propone a simple vista como auriculares bluetooth de diseño, con colores y formas típicas del mundo deportivo. A continuación, te presentamos sus características más destacadas.

¿Cómo Están Hechos Los Backbeat Fit?

Estos auriculares deportivos flexibles y ligeros están realizados en goma con un estilo agradablemente llamativo sin ser aparatosos. Todas estas características de diseño colocan a plantronics fit en un contexto bien preciso, creando un atractivo que muy pocos productos pueden ofrecer. Esto hace que los auriculares plantronics se encuentren entre los preferidos de los apasionados del deporte.

Estos auriculares para correr diseñados por plantronics son a prueba de sudor, resistentes al agua y preparados para los que quieren correr incluso bajo la lluvia. Vienen con una goma estabilizadora situada alrededor de la zona posterior de cada extremo.

Funcionalidades del Backbeat Plantronics

En el auricular derecho hay un botón para contestar llamadas, además de un pequeño botón de alimentación bluetooth y una puerta micro USB escondida por una ventanita de goma. La confección de los audífonos plantronics viene con un adaptador y un enchufe.

En el auricular izquierdo se encuentra un botón para pausar la música y una ligera protuberancia apta para el control de volumen. Los auriculares Bluetooth plantronics son perfectos para una sesión de entrenamiento en el gimnasio, pero no para usarlos todo el día ya que no están pensados para aislar el ruido.

Ventajas de los Plantronics Bluetooth Headphones

Los Backbeat Fit son auriculares Bluetooth adaptados para el deporte, flexibles, ligeros y con una buena autonomía.

Desventajas de Plantronics Backbeat Fit Bluetooth

El problema de auriculares in ear Backbeat Fit es el hecho de no garantizar la comodidad de uso por una larga duración. ¿Por qué?

Los auriculares deportivos rígidos y duros son muy resistentes, pero no son cómodos si se van a utilizar durante mucho tiempo. Además, justamente por no garantizar un total aislamiento acústico no pueden ser elegidos para escuchar música en: áreas metropolitanas donde hay mucho ruido externo, en el autobús o un simple paseo por el centro de la ciudad. No son recomendados para los que buscan un volumen de cierto nivel.

Te ayudo a elegir tus AURICULARES DEPORTIVOS
Sanha Miller

Calidad Audio

¿Cómo se sienten los backbeat fit plantronics? Comparándolos con otros auriculares para Smartphone, en efecto, no tiene mucha potencia en términos de volumen, probablemente para alargar la autonomía de la batería, pero nada que sea relevante.

En términos de calidad no se notan diferencias tan marcadas.

Colores Disponibles

Los auriculares Plantronics Backbeat han sido diseñados con colores llamativos y formas para encajar con el fitness, running y jogging. Los puedes encontrar en negro y amarillo verdoso, aunque también existe un modelo de color azul, con una banda reflectora.

Especificaciones Técnicas

Las especificaciones técnicas de Backbeat Fit de Plantronics que la empresa exhibe en su website son un poco escasas, pero lo que cuenta es la calidad final. Lo único que se puede decir es que:

- El bluetooth está en la versión 3.0.
- El peso total es de apenas 24 g.
- Los auriculares bluetooth son también a prueba de agua, es decir, resistentes a las salpicaduras de agua.

Autonomía de la Batería

La autonomía de los plantronics earphones se calcula hasta 8 horas de música, y 6 horas en conversación, buen dato para estos ligeros auriculares inalámbricos.

Destacamos también la modalidad de suspensión, Deep Sleep, que se activa cuando los auriculares se encuentran fuera del rango de acción, manteniéndolos cargados hasta 6 meses.

Contenido de la Confección de los Auriculares

La fabricación es absolutamente normal, con ninguna sorpresa. Junto a los auriculares backbeat encontramos:

- 1 x manual de instrucciones.
- 1 x cable micro USB para la carga.
- 1 x protector donde se puede colocar el propio Smartphone con una banda elástica para sujetarlo alrededor del brazo.

Precio de los audífonos Plantronics Bluetooth

Gracias a sus fantásticas propiedades, a su bellísimo diseño moderno y los accesorios que hacen que los plantronics blackbeat fit sean una buena marca de auriculares para el running y el gimnasio, hay buena proporción entre calidad precio.

Plantronics BackBeat Fit II. Auriculares Fitness y Running

Entre los últimos Auriculares Wireless lanzados al mercado para Fitness, Jogging y Running encontramos los Plantronics BackBeat Fit II que prometen Calidad y Funcionalidad. Te ofrecemos nuestra opinión acerca de este modelo de Auriculares Deportivos.

Los Auriculares con Bluetooth para hacer Deporte son una categoria aparte. En el mercado se encuentran de diferentes tipos. Los BackBeat Fit son un producto que se presenta como un dispositivo de diseño, con colores llamativos y formas típicas del mundo del Fitness, Running y, Jogging con una banda reflectante.

Son realizados en goma y con un estilo de diseño agradablemente agresivo a la vez que atractivo. Todo este conjunto sitúa a los Auriculares Plantronics en un contexto bien preciso, creando inmediatamente un artículo llamativo que otros productos de la competencia no poseen.

Factores de Forma y Materiales

Hay que destacar que los auriculares Plantronics aparecen como una única pieza:

- Los dos ganchos que giran detrás de las orejas están unidos por una especie de cinta Flexible. Este elemento sirve de conexión electrónica entre ambos.

Los auriculares Plantronics Fit se caracterizan por los dos proyectores del sonido que se insertan en el cable auricular y, por dos fijaciones en goma; que se enganchan y ayudan a dar Estabilidad a todo el producto.

Performance Durante La Carrera

Una vez que comienzas a utilizar los BackBeat Fit Plantronics, gracias también a la silicona suave de la cual están hechas, y a su ligero peso (23 gramos) así como por sus dimensiones (18,4 x 10,3 x 5 cm), confieren de inmediato la impresión de ser Cómodos, al mismo tiempo que permanecen fijos a las orejas (incluso cuando empiezas a correr).

A Prueba de Sudor y Agua

Plantronics Backbeat Fit II Bluetooth resiste al sudor, por tanto, no se vé modificado en ningún modo la percepción que se tiene al escuchar música. Ya que para este producto se usa una cubierta de los elementos electrónicos con p2i, una película que repele el agua, haciendo que los Auriculares Para Correr Plantronics no se vean afectados por la humedad.

Técnicamente BackBeat Fit II no son impermeables (no pueden ser usados para nadar), pero pueden resistir sin ningún problema la lluvia, el sudor e incluso las salpicaduras de la ducha.

Los Auriculares In Ear Plantronics BackBeat están certificados con IP54, lo cual significa resistencia a la humedad a la vez que a la entrada del polvo. Esto se traduce en una característica importante para los Runners de hoy en día, triatletas y apasionados del cross o running de montaña.

Te ayudo a elegir tus AURICULARES DEPORTIVOS
Sanha Miller

Fácil Funcionamiento

El proceso de emparejamiento via Bluetooth es inmediato. Los BackBeat Fit II Plantronics son uno de esos pocos dispositivos bluetooth en los que una vez encendidos son identificados por el Smartphone, conectándose inmediatamente, sin necesidad de alguna confirmación ni de volver a seleccionar el dispositivo en el Bluetooth del terminal.

Prácticamente sólo basta con encender los Auriculares Plantronics y, si el Bluetooth del smartphone está activado, se vinculan inmediatamente.

Adicionalmente, son Auriculares Buenos capaces de recordar hasta 8 diferentes dispositivos a los que hayan sido vinculados.

Ventajas

- Comodidad y Ergonomía. Desde el punto de vista ergonómico, los auriculares Plantronics disponen de una forma semi-rígida que sigue a la perfección la línea de las orejas. Están compuestos por una mezcla de materiales plásticos y de silicona (suaves y cómodos), por tanto se pueden usar tranquilamente durante el deporte sin sentir ninguna molestia.
- Los botones son Simples y de Fácil Uso, en un auricular se encuentra el botón Play/Pausa que nos permite alinear el dispostivo y gestionar nuestra música, mientras que en el otro tenemos el botón para Responder las Llamadas Entrantes.
- Calidad del Audio y del Micrófono. Los Auriculares de Deporte BackBeat ofrecen un sonido de alto performance, para escuchar nuestras listas preferidas sin que nos privemos de los bajos. En relación al microfono, en cambio, se tiene una Calidad Muy Nítida de la Voz, incluso en lugares donde existe mucho ruido.
- Óptima Autonomía de la Batería. La duración en una conversación es de unas 6 horas, por su parte, para escuchar música desde el iPod o Smartphone tiene 8 horas de autonomía, mientras que en standby su batería dura hasta 14 días.
- Diseño Abierto de la Almohadilla del Auricular. Para que puedas disfrutar de tu música mientras permaneces alerta a tu alrededor.

Contras

- No hemos encontrados desventajas en la utilización de los Auriculares Estéreo BackBeat Fit II. Sin embargo, lo que falta es un cable con conector jack para poder utilizar el BackBeat Fit si se descarga la batería y escuchar música sin tener que esperar la carga.

Especificaciones Técnicas

- Autonomía. Hasta 8 horas de reproducción, y 6 horas de conversación.
- Conexión: Bluetooth V3.0.
- Rango Wireless: Hasta 10 metros.
- Multi-Puntos: Memoria de 8 dispositivos.
- Audio A2DP.
- Comandos de voz. Servicios mejorados de alertas de estado.

Te ayudo a elegir tus AURICULARES DEPORTIVOS
Sanha Miller

- Controles para responder/finalizar llamadas.
- Dimensiones: 18,4 x 10,3 x 5 cm.
- Peso: 23 g.

Elige el Color de tu Preferencia

Los Auriculares Bluetooth Inalámbricos BackBeat Fit II se presentan en 5 variedades de colores:

- Azul.
- Plata / Naranja.
- Verde.
- Fucsia.
- Negro / Verde.

Conclusiones

Los Auriculares Deportivos Bluetooth Plantronics BackBeat Fit II son ideales para quienes practican deporte, con Tecnología Bluetooth, están dotados de Micrófono Integrado que permite conectarse a cualquier Smartphone además de escuchar música con una Óptima Calidad de Audio.

Auriculares Deportivos AGPTek con Alta Calidad de Audio

Si necesitas un par de Auriculares In Ear con Tecnología Bluetooth, los Auriculares Bluetooth AGPTek son realmente un producto excelente con un diseño discreto y Alta Calidad de Audio, con bajos que se escuchan bien. En este post compartiremos contigo las AGPTek Opiniones.

Esencialmente estos Auriculares Bluetooth Para Móvil están diseñados también para las Actividades Deportivas y no sufren problemas relativos al contacto con el agua/sudor. Constan de una Certificación IPX5 que lo hacen resistentes al contacto con el agua.

Micrófono Incorporado en los Auriculares Bluetooth Deporte AGPTek

Primeramente recordemos que estos Auriculares están diseñados para un uso con los teléfono móviles mientras se practica deporte.

La funcionalidad del micrófono de los Auriculares Deportivos Bluetooth AGPTek es magnífica y particularmente no se siente el ruido externo.

Los Bluetooth AGPTek funcionan sin problema alguno con los 3 sistemas operativos móviles más difundidos:

- Android.
- iOS.
- Windows Phone.

Con un comportamiento casi idéntico en el uso de los comandos a través del botón del micrófono posicionado en el cable del auricular derecho.

Funciones Telefónicas

Las funciones telefónicas que incluye AGPTek Auriculares contemplan:

- Responder una llamada telefónica. Presionando el botón una sola vez durante la entrada de la llamada.
- Terminar una llamada. Presionando el botón al terminar la conversación.
- Rechazar la llamada. Presionando dos veces rápidamente.

Funciones de Audio

- Reproducción de pista musical. Presionando una vez.
- Parar la pista musical actual. Presionando una vez.
- Avanzar a la pista sucesiva. Presionando dos veces rápidamente.

Funciones Especiales

- Llamada del Asistente Vocal (Siri, Cortana). Presionando prolongadamente el botón.

Te ayudo a elegir tus AURICULARES DEPORTIVOS
Sanha Miller

¿Cómo Utilizar los Auriculares Inalámbricos Deportivos?

- Antes de empezar a utilizar los Auriculares Sport AGPTek se recomienda usar el cable de carga USB incluido.
- Para emparejar los auriculares con el Smartphone o cualquier terminal con Tecnología Bluetooth se debe presionar el botón de encendido, se verá una luz parpadeante azul-rojizo, esto automáticamente hará que entre en el modo de vinculación.
- Asegúrate que en el Smartphone esté activada a su vez la función Bluetooth, busca el modelo del auricular en el teléfono para emparejarlo.
- Los Auriculares Manos Libres AGPTek soportan su funcionamiento con cualquier portátil con Bluetooth.

Ventajas

- Interesante Sonido Acústico Estéreo. Aunque el audio no es tan alto, no se sienten distorsiones en lo que se refiere a los bajos.
- Reducción del Ruido.
- Los Auriculares Sport AGPTek sorprenden por su Gran Performance, son Ligeros y Eficientes.
- Adicionalmente cabe resaltar la forma particular de los AGPTek In Ear que garantiza una Estabilidad extrema incluso durante la carrera o actividad física.
- Facilidad de Uso.
- Precio muy económico.
- Compatibilidad Universal con dispositivos bluetooth (Apple, Android, Smartphones, mp3/mp4 player, Windows Phone, portátiles).

Contras

- Solo dispone de un botón para controlar el smartphone.

Variedad de Colores

El Auricular Inalámbrico AGPTek está disponible en 3 colores:

- Azul.
- Verde.
- Rojo.

Especificaciones Técnicas

- Tiempo de carga: 1-2 horas.
- Tiempo de reproducción: 4-6 horas.
- Capacidad de la batería: 80 mAh.
- Transmisión Wireless: Conexión Bluetooth 4.0 +EDL.
- Distancia de trabajo: 10 metros.

Contenido de la Confección AGPTek

Dentro del pack del fabricante de los Auriculares Manos Libres AGPTek encontramos:

Te ayudo a elegir tus AURICULARES DEPORTIVOS
Sanha Miller

- 1 x Par de Auriculares Estéreos desplegables AGPTek con adaptadores, auriculares pre-ensamblados en silicona oscuro transparente suave.
- 2 x Pares de Adaptadores in-ear en goma negra (pequeño/grande).
- 1 x Protector para los auriculares en forma de un pequeño saco con cordón para cerrarlo.
- 1 x Protector plástico para los Audífonos Inalámbricos.
- 1 x Manual de instrucciones.

Conclusiones

No son muchos los Auriculares con Micrófono y función Manos Libres para las Actividades Deportivas que estén disponibles en este rango de precio verdaderamente bajo.

Sin duda alguna, los AGPTek ofrecen un Diseño estupendo, una buena dotación de adaptadores con las gomas para los oídos y, una Acústica Excelente a un precio increíble.

Auriculares VicTsing. Para Los Amantes del Deporte

Si estás buscando Auriculares Bluetooth Para Correr hoy te presentamos los Auriculares VicTsing adaptados para quienes practican deporte. A continuación analicemos todos sus detalles.

Los Auriculares Bluetooth son un accesorio cada vez más apreciado, sobre todo si son Elegantes y Ligeros, como los de VicTsing que aquí te presentamos.

Diseño de los Auriculares Bluetooth in Ear Victsing

El producto está bien diseñado incluso estéticamente. Los Auriculares In Ear están conectados por medio de un cable plano y con un Toque de Modernidad, agradable estéticamente. Se muestra muy funcional en el momento de remover los Auriculares Bluetooth VicTsing y poder tenerlos colgados del cuello mucho más cómodamente.

En el cable está presente un tablero de control donde se encuentra:

- Controlador del Volumen.
- Botón Multifunción de encendido/apagado y reproducción/pausa.
- LED que indica el estado del producto.
- Entrada MicroUSB.

El Auricular Inalámbrico VicTsing está realizado en material de plástico de buena calidad y duradero, predominando el color Negro Brillante, adornado con un borde plateado, que le da un aspecto Elegante.

La forma es muy Ergonómica y se adapta a la perfección a la curvatura natural del oído.

La parte interna de los Vtin Auriculares Bluetooth 4.1 ofrece un enganche estándar para poder insertar los Soportes en Goma o Ganchos en Plástico que alcanzan la parte trasera del oído, hasta el punto de poderlo adaptar a todas las situaciones.

Lo que impresiona de manera positiva es la ligereza de los Auriculares Sport VicTsing, gracias al uso de un plástico ligero, que reduce notablemente el riesgo de caída incluso estando en movimiento.

Características de VicTsing Auriculares Bluetooth Running

- En el Auricular Derecho se encuentra el botón principal, constituido por una parte enteramente circular y realmente muy comoda, que permite Encender/Apagar, Iniciar/Detener la Música, Contestar/Colgar las llamadas, entre otros. Además, se encuentra el controlador del volumen, útil para avanzar o retroceder las pistas musicales.
- En el Auricular Izquierdo en cambio encontramos sólo la Puerta Micro-USB Para la Recarga (el cable USB está incluido en el pack). A pesar que éste sea el cuerpo

secundario del Par de Auriculares VicTsing, el peso ha sido equilibrado para no tener inestabilidad en el lado derecho.

Bluetooth Versión 4.1 con Microfono Incluido

La configuración Bluetooth V 4.1 es Simple y Veloz. Sólo basta encender el dispositivo, activar el bluetooth de tu Smartphone y asociar los dos gadgets. La conexión bluetooth es óptima y de última generación.

El audio realmente es bueno, con bajos profundos y altos nítidos, considerando su Precio Competitivo. Destaca a su vez la Calidad del Audio en Llamada, así como del Micrófono.

Autonomía de la Bateria

La duración de la batería de estos Auriculares Bluetooth Sport VicTsing es óptima, garantiza varios días de utilización sin necesidad de recargarlo, con un uso normal.

El fabricante declara 7 Horas de Reproducción/Llamada continua y 175 Horas en Standby, valores que han sido confirmados en pruebas previas.

Contenido de la Confección Victsing

El embalaje del producto se presenta con los Bluetooth Auriculares colocados adecuadamente y un estuche protector compacto y resistente que se puede transportar.

La confección del Victsing incluye:

- 1 x Audífonos Victsing.
- 1 x Manual de instrucciones.
- 3 x Pares de Gomas de silicona para los auriculares (pequeño/mediano/grande).
- 1 x Cable USB/MicroUSB.

En el interior del estuche encontramos una grata sorpresa: un Gran Número de Accesorios bien sea para adaptar mejor el auricular a la dimensión de la oreja o para ajustarlo perfectamente, hasta el punto de ofrecer una Mayor Comodidad y Estabilidad.

Ventajas

- Los Auriculares Deportivos Victsing permanecen bien fijos a los oídos, además de que su peso es realmente ligero.
- VicTsing Auriculares Deportivos brindan un sónido óptimo en la reproducción y las llamadas. Además son compatibles con la mayoría de los smartphones y los dispositivos con bluetooth.
- Este modelo de Bluetooth Auriculares es a prueba de agua (sudor y lluvia).
- Reducción de Ruido. Para que puedas disfrutar de tus temas musicales preferidos sin ningún tipo de distracción.

Desventajas

No hemos encontrados puntos desfavorables de este modelo.

Te ayudo a elegir tus AURICULARES DEPORTIVOS
Sanha Miller

Disponibilidad en Otros Colores

El Auricular Inalámbrico VicTsing está disponible en Negro, Amarillo, Azul, Verde.

Especificaciones Técnicas

Desde el punto de vista técnico encontramos las siguientes especificaciones:

- Bluetooth 4.1 de bajo consumo y con una distancia de hasta 10 metros.
- Tecnología CVC6.0 para la reducción del ruido exterior.
- Audio APT-X para una reproducción estereo y de alta calidad con bajos intensos.
- Bateria Ion-Litio con tiempo de reproducción de hasta 5 horas.
- Rango de frecuecia: 2,4 -2,48 Ghz.
- Respuesta de frecuencia: 20 Hz-20 kHz.

Conclusiones

Deja que los Auriculares Victsing te acompañen durante tus sesiones de entrenamiento. Los Headphones Victsing están bien elaborados, dedicados a los amantes del deporte. El sonido es bueno con una conexión bluetooth excelente, que ha sido probada en diversos dispositivos sin provocar problema alguno.

El precio es el punto fuerte de este producto, en línea con la competencia, pero con un conjunto de accesorios notables que difícilmente pocos fabricantes pueden ofrecer.

Disfruta del Deporte con Auriculares Wireless JVC HA EB75B

Cada día somos más los que disfrutamos manteneniéndonos en forma, ya se sabe que las Actividades Deportivas con el estímulo musical de las canciones preferidas favorecen esta actividad. Para ello es necesario adquirir unos Auriculares Deportivos que nos proporcionen la mejor experiencia que satisfaga nuestras expectativas. Hoy vamos a darle un vistazo a los Auriculares Wireless JVC HA EB75B, un modelo que ha sido diseñado para los Runners y atletas de todo el mundo.

Este modelo de Auriculares JVC ha sido diseñado para los deportes y otras actividades físicas, los Audífonos Deportivos incorporan un suave clip de goma con un ajuste Cómodo y Seguro alrededor de la parte externa del oído para mantenerlos en su lugar.

El clip del JVC Auriculares es ajustable por un mecanismo de deslizamiento que ofrece 5 diferentes posiciones para adaptarlo a diversos tamaños.

Los Auriculares de Clip JVC HA EB75 aseguran una Alta Calidad de reproducción del sonido, un driver de neodimio de 13,5 mm en cada audífono ofrece un Potente Sonido destacando los altos y medios para un audio enriquecido.

Diseño de los Auriculares JVC HA EB75

Estos Auriculares Para Correr se destacan por su comodidad al contar con un Diseño Ergonómico. Su calidad de fabricación garantiza que el JVC SPORT permanezca firme en su sitio mientras corres.

A pesar de ciertas opiniones aportadas por algunos usuarios, en cuanto a los Auriculares Wireless JVC sobre su dificultad de uso. Este problema depende básicamente del tamaño de las orejas, sin embargo, el engache para los oidos podría solucionarlo en cada caso.

En relación a lo anterior, el enganche de los Audífonos JVC HAEB75B es flexible y suave, permitiendo que se adapten a la mayoría de los usuarios. Puedes elegir entre las 3 diferentes configuraciones para asegurarlos en las orejas y obtener un acomplamiento más seguro.

La apareciencia estética de los Auriculares Running JVC tiene un diseño muy simple, con la particularidad de ser Resistente a las Salpicaduras, lo cual ayuda a proteger los JVC Audífonos de los elementos externos (ideal para los deportes y el ejercicio).

Los headphones JVC HAEB75B vienen con un cable 1,2m de longitud para la Reducción del Ruido y un enchufe compatible con iPhone y iPod.

Performance del Sonido

En cuanto a la Calidad de Sonido para los Audífonos Bluetooth HA EB75 lo que más resaltan son los altos y los medios. Hay una ligera ausencia en los bajos. Por otro lado, en los audífonos HA EB75 JVC destaca la característica de Reducción de Ruido, lo que te permite disfrutar de la música mientras realizas ejercicios al aislar los sonidos externos.

Te ayudo a elegir tus AURICULARES DEPORTIVOS
Sanha Miller

Gama de Colores de los Auriculares Runner JVC

Los Auriculares in Ear JVC HA EB75 B están disponibles en 3 colores:

- Azul.
- Negro.
- Plateado.

Pros

- Potente Sonido de alta calidad.
- Cómodos y seguros.
- Reducción del ruido.
- A prueba de salpicaduras.

Contras

- Ligera ausencia de los bajos.

Especificaciones Técnicas

- Nombre de la marca: JVC
- Tipo de producto: Auriculares.
- Modelo: HA-EB75B.
- Sonido estéreo.
- Dimensiones: 9,5 x 4 x 19 cm.
- Peso: 14 gramos.
- Unidad del Driver: 13,5 mm (0,53 pulgadas).
- Tipo de imán: Neodimio.
- Respuesta de Frecuencia: 16-20,000 Hz.
- Impedancia nominal: 16 ohms.
- Sensibilidad: 105 dB/ 1mW.
- Capacidad de Entrada Máxima: 200mW (IEC).
- Longitud del cable: 1,2 m.

¿Por Qué Es Recomendable?

Los Auriculares Inalámbricos Para Correr JVC son definitivamente una buena oferta, tienen un precio bastante asequible. Con su diseño ergonómico de primera categoría es un excelente accesorio que acompaña a los Deportistas Para Correr, atletas, y apasionados del fitness.

Por ese precio, tienes una muy buena Calidad Audio que no pasa desapercibida. Además de estos Auriculares Baratos resistentes a las salpicaduras obtienes:

- Un clip ajustable para asegurar el cable que conecta los Audífonos Deportivos.
- Un enchufe fino compatible con los dispositivos iPhone y iPod.

Beats by Dr Dre. Potentes Auriculares Powerbeats3

Los Auriculares Beats son uno de los Auriculares Wireless más vendidos en el mundo. El núcleo del diseño del Powerbeats ha permanecido casí intacto, Powerbeats3 Wireless destaca muy similar a su versión Powerbeats2 Wireless. Tiene la particularidad de ser Impermeable (soporta el sudor y la lluvia), pero no esperes que estos Audífonos Inalámbricos sobrevivan a una inmersión completa en el agua.

Una Ligera Variación en el Diseño

Los Beats Auriculares PowerBeats3 representan un pequeño paso por encima de su versión anterior, pero no es una ganga en un mercado cada vez más creciente para los Auriculares Deportivos Inalámbricos.

Las variaciones realizadas en los Powerbeats3 son pequeñas. Beats ha modificado ligeramente el diseño de la entrada de estos Auriculares in Ear, alargándolos un poco y alterando apenas su ángulo de entrada para mejorar un encaje firme en el oído.

Por lo demás, los Auricularess Beats by Dr Dre Powerbeats3 se presentan casi idénticos a Powerbeats2 con los ganchos que se posicionan detrás de las orejas y un cable que conecta los dos auriculares.

El diseño del gancho de sujeción es uno de los más llamativos aspectos del diseño de esta versión de Beats in Ear, y es en parte la razón por la cual las personas lo consideran atractivos.

El clip para el ajuste del cable permite que los Auriculares Inalámbricos se mantengan en su lugar mientras que realizas tus actividades físicas.

Micrófono Remoto Incluido

El micrófono y la función RemoteTalk (Conversación inalámbrica, Manos Libres) siguen siendo unas de las mejores unidades de control empleadas en un par de Auriculares Deportivos.

Las rediseñadas características de RemoteTalk te permiten:

- Responder Llamadas.
- Reproducir Música.
- Ajustar el Volumen.

Esta versión de Dr Beats Headphones ofrece una compatibilidad completa para activar Siri con la función de conversación remota. Además, una respuesta mejorada al presionar el botón de acción cuando deseas cambiar el volumen, las pistas musicales, y aceptar llamadas.

Duración de la Batería

La vida de la batería se ha duplicado, desde unas 6 hasta 12 horas, gracias a un chip Apple W1.

Te ayudo a elegir tus AURICULARES DEPORTIVOS
Sanha Miller

Si eres de los que recargan los Beats Audio Auriculares unos minutos antes de salir, puedes recargar su batería de ion litio durante unos 5 minutos y obtienes una hora de reproducción.

Disponible en Otros Colores

Puedes elegir el par de Auriculares Dr Dre de tu color preferido entre los que están disponibles:

- Negro.
- Blanco.
- Rojo.
- Amarillo.
- Azul.

Ventajas de los Auriculares Beats

- Los Beats Powerbeats3 ofrecen un ajuste mejorado en el oído.
- Operación Confiable. Potente salida de audio.
- Óptimo Sonido Estéreo dentro de su categoría Auriculares con Bluetooth, con un audio dinámico y de alto rendimiento.
- Enganches a los oídos con un Ajuste Seguro y Flexible.
- Cancelación de Ruido.
- Resistente al Sudor y Agua.
- Óptima Autonomía de la Batería.
- El emparejamiento es rápido y muy simple para los usuarios iOS (gracias al Chip Apple W1). Estos Auriculares trabajan bien con los teléfonos Android.

Desventajas de los Beats Inalámbricos

- Sobre su precio. Hay modelos de la competencia son tan buenos o mejores y cuestan menos. Pero todo va en gustos y preferencias.
- No se evidencia una gran actualización en comparación con los Bluetooth Auriculares Powerbeats2 Wireless.

Especificaciones Técnicas

- Auriculares In Ear con enganches al oído.
- Sonido estéreo.
- Conectividad Inalámbrica Clase 1 Bluetooth.
- Batería de Ion-Litio recargable.
- Micrófono incluido.
- Controles de llamada en línea y para la música.
- Control del volumen en línea.
- Aislamiento del ruido.
- Carga con cable Micro USB.

La fabricación de los Earphones Beats incluye:

- Auriculares Monster Beats.
- Cable universal de carga USB. (USB-A a USB Micro-B).
- Estuche de protección portátil.
- 4 pares de tapones para el oído para garantizar el ajuste a cada forma.
- Guía de inicio rápido.
- Carta de garantía.

Conclusiones

Powerbeats 3 by Dr Dre se sitúa en la categoría de uno de los mejores Auriculares Inalámbricos Bluetooth para el deporte que puedes conseguir, con buenos detalles, bajos fuertes, y un magnífico sonido abierto.

El sonido de los Beats by Dr Dre Wireless de este modelo es el mismo que el de su versión precedente Powerbeats2 Wireless.

Beats no ha realizado alguna actualización significativa en el audio, sólo en el diseño y en el ajuste de los auriculares.

Audífonos Sunvito Sport V 4.1. Calidad y Diseño Ergonómico

Los Audífonos Sunvito Sport V 4.1 tienen con un excelente y cómodo Diseño Ergonómico al Oído, perfecto para tus actividades deportivas sin riesgo a caídas mientras utilizas estos Auriculares Para Correr y entrenar. Con Cancelación de Ruido CVC 6.0, disfrutarás de un Sonido de Alta Calidad y nítido para música/llamadas. Cuando entra en funcionamiento hay un luminoso Indicador LED que luce moderno y único. Descubre si es la elección ideal para ti.

Funcionalidades de los Auriculares Wireless Sunvito

El chipset Bluetooth 4.1 + EDR + CSR 8635 permite conectarlo a cualquier dispositivo dotado de Bluetooth rápidamente y de manera estable hasta una distancia de 10 metros.

Sólo hace falta una breve o larga presión en los botones para:

- Regular el volumen.
- Cambiar de canción.
- Poner en pausa.
- Reiniciar la reproducción.
- Responder o rechazar una llamada, puesto que dispone de Micrófono Incluido para Smartphone Android, iPhone, o iPad.

Características del Sunvito Sport Bluetooth 4.1

- Excelente Velocidad de Conexión Bluetooth.
- Fácil de Usar.
- Avanzada Tecnología Bluetooth 4.1.
- Con una configuración de chips Bluetooth 4.1 tecnológica que asegura un Audio Estéreo de Calidad Hi-Fi y de fuerte señal. De esta manera puedes disfrutar de una asombrosa experiencia al escuchar música en cualquier momento y dónde te encuentres.
- Luminoso Indicador LED: Un LED azul, tal como un pequeño relámpago, indica cuando el dispositivo está trabajando, único y con un diseño innovador para los deportes, entrenamientos y ejercicios.
- Cancelación de Ruido CVC 6.0: Los Audífonos Bluetooth Sport Sunvito con tecnología que cancela el ruido externo, asegura una alta calidad y voz nítida incluso en un ambiente ruidoso como dentro de un gimnasio.
- Resistente a Prueba de Sudor e Impermeable. Diseñado para el uso deportivo, soporta el sudor en el gimnasio y correr bajo la lluvia.
- Su Innovador Diseño Ergonómico asegura que estos Auriculares Deportivos sean cómodos y seguros para correr, caminar, ir en bici, pescar, ir de camping, escalar y otros múltiples deportes de exterior, o incluso para relajarse en casa.

- Compatibilidad. Compatibilidad universal con dispositivos Apple, iPhone, iPad, iPod, Samsung Galaxy, LG, Motorola, Sony, iOS/Android Smartphone y otros dispositivos Bluetooth.

Gama de Colores Disponibles

El Auricular Sunvito Sport presenta 4 versiones en colores:

- Negro.
- Verde.
- Dos tonalidades de rojo.

Especificaciones Técnicas

- Versión Bluetooth: Bluetooth V 4.1 + EDR.
- Soporte de Perfiles de Bluetooth: HSP, HFP, A2DP, AVRCP.
- Viruta ISSC: ISSC/CSR8635.
- Transmición de la potencia: Nivel 2.
- Rango de operación: Hasta unos 10 metros.
- Rango de frecuencia: 2.402-2.480 GHz.
- Batería: Cargador incorporado, 3.7 V/ 85 mAh.
- Voltaje de Carga: DC 5V-5.5V.
- Tiempo de carga: Aproximadamente 1-2 Horas.
- Tiempo de reproducción de música: Hasta 3.5 horas.
- Tiempo de conversación: Hasta 3 horas.
- Tiempo de Standby: Hasta 180 horas.
- S/N: >90 db.
- Factor de distorsión: ≤1%.

Contenido de la Confección

La fabricación de los Audífonos Bluetooth Sunvito incluye:

- 1 x Auricular Inalámbricos Bluetooth.
- 3 x Auriculares de Silicón (Pequeño/Mediano/Grande).
- 1 x Gancho de soporte.
- 1 x Cable de carga USB.
- 1 x Manual de Usuario.

Conclusiones

Si has estado buscando el mejor par de Auriculares Bluetooth en el mercado, este producto Sunvito Sport es el indicado para ti por su relación Calidad-Precio.

No pierdas más tiempo y consigue los mejores precios en la web para que empieces a disfrutar de tus Bluetooth Deportivos Sunvito Wireless Bluetooth 4.1, con cancelación de ruido, Manos Libres y micrófono incluido para iPhone, iPad, Android Phones, y dispositivos con Bluetooth.

Te ayudo a elegir tus AURICULARES DEPORTIVOS
Sanha Miller

Diseñado con muchas capacidades que lo convierten en un gran producto por un buen precio.

Adicionalmente, la Compañía Sunvito ofrece a sus usuarios una garantía por un periodo de 12 meses.

Calidad Audio con los Auriculares Bluetooth Innoo Tech QY11

Te presentamos lo mejor y lo último en Auriculares Deportivos en la serie QY con Bluetooth 4.1 y Tecnología ATP-X. Los Audífonos Bluetooth Deportivos Innoo Tech QY11 están equipados con una configuración de alta gama y con un Sintonizador Senior, que asegura una buena Calidad Audio. Consta de un nano-recubrimiento invisible, óptimo para ser utilizado durante la carrera y los entrenamientos.

El Espacio Audiovisual Personal que deseabas ya está disponible en el mercado, con los Auriculares Bluetooth Innoo Tech QY11 que brindan una solución excepcional para esos que buscan más motivación en el Fitness con un óptimo dispositivo de sonido que sea Confiable, de Alta Calidad, y a un Precio Competitivo en un par de Audífonos Deportivos.

Innoo Tech QY11 con Tecnología Bluetooth V 4.1

Los Innoo Tech QY11 están acoplados con la Versión Bluetooth 4.1, ofreciendo una libertad total al disponer de Auriculares Inalámbricos Para Correr sin que se enreden los cables.

Han aumentado enormemente en popularidad desde su lanzamiento, así que hemos decidido probarlos nosotros mismos. Aquí encontrarás realmente si merece la pena la inversión en estos Audífonos Manos Libres.

Diseño

- Los Bluetooth Auriculares QY11 garantizan una Conexión Estable y de buena velocidad.
- Estilo de Diseño Atractivo que permite almacenarlo fácilmente.
- A prueba de sudor (Impermeable).
- Cómodos y estables son las palabras que definen a estos Aurículares In Ear.
- Portátiles y ligeros.
- Libre de cables (Wireless).
- QY11 asegura un encaje perfecto y permanece sin moverse mientras corres, caminas o realizas ejercicio durante largo tiempo.
- Equipados con ganchos ajustables a los oídos, construídos en Metal de Memoria, los cuales ofrecen una experiencia de uso libre de presión. Ya no tienes que preocuparte, los Auriculares Bluetooth Running no se deslizan mientras realizas tus ejercicios.
- Micrófono Incorporado para responder llamadas que llegan a tu Smartphone.

Disfruta de la Música Por Más Tiempo

Innoo Tech QY11 está incorporado con polímero de alto performance con una batería de 90mAh, que ofrece una autonomía de hasta 7-8 horas con un uso continuado, y de unas 180 horas en espera.

Puedes disfrutar de tu música preferida por más tiempo sin que el sonido interfiera con los que están alrededor. Está disponible solamente en color negro.

Te ayudo a elegir tus AURICULARES DEPORTIVOS
Sanha Miller

Compatibilidad con Múltiples Dispositivos

Los Audífonos con Bluetooth QY11 son compatibles con una amplia variedad de Smartphones iPhone, iPad, iPad Mini, Samsung Galaxy, Windows System, Huawei, LG, Xiaomi, Tablet.

No tiene problemas de reconocimiento con ninguno de estos dispositivos. Adicionalmente a lo anterior, Innoo Tech Bluetooth QY11 ofrece una Conexión de Punto Múltiple para conectarlo a dos dispositivos Bluetooth diferentes al mismo tiempo.

Calidad de Sonido

Los Auriculares Para Deporte Tech QY11 ofrecen una excelente calidad de audio en relación a su costo, así como del sonido de voz para responder llamadas.

Especificaciones

- Sonido Estereo.
- Bluetooth Estándar: Bluetooth V 4.1.
- Chips: CSR8645.
- Reducción de ruido: CVC 6.0
- Perfiles de Bluetooth: A2DP, AVRCP, HSP, HFP, APTX + EDR.
- Rango de operación: 10 metros.
- Longitud del cable: 61 cms.
- Batería: 90 mAh.
- Tiempo de Conversación/Reprodución: Hasta unas 7-8 horas.
- Tiempo de Standby: Hasta 180 horas.
- Tiempo de Carga: Unas 2 horas.

Incluye:

- 1 x QY11 Auriculares Inalámbricos Deporte estéreo.
- 1 x USB cable de carga.
- 5 tapones para los oídos.
- 1 x Cable Hebilla.
- 1 x Manual de usuario.

Pros

- Suficientemente cómodos y ligeros.
- Ganchos en la oreja para un mejor ajuste.
- Tiempo aceptable de carga en comparación con la autonomía de la batería.
- En términos generales, es una buena inversión del dinero en un par de Auriculares Inalámbricos.

Contras

- El sonido a pesar de ser de buena calidad no es lo suficientemente alto.
- Los controles de los botones laterales no son muy fáciles de usar.

Te ayudo a elegir tus AURICULARES DEPORTIVOS
Sanha Miller

Sorprendentes Mpow Auriculares Bluetooth 4.1

Hablemos de los nuevos Mpow Auriculares Bluetooth 4.1 que resultan particulares no sólo por el diseño sino por los materiales utilizados. Destaca la goma plástica que los cubre enteramente y los hace aptos para su uso incluso durante la Actividad Deportiva, además que es fácil de limpiar. El Toque de Elegancia viene representado por las inserciones en aluminio, especialmente bien finalizadas.

En el interior del embalaje, compuesto por una pequeña y simple caja, aparte de los Auriculares están presentes 6 Ear Plugs (Conectores Auriculares) de distinto tamaño y, asimismo:

- Soportes Ergonómicos en goma, indispensables para encajarlos en nuestras orejas.
- Cable Micro USB/USB de unos 80 cm de largo.
- Manual de Uso.

Los Auriculares Mpow son Ergonómicos, así como los soportes una vez montados se adaptan perfectamente a los oídos.

Funcionamiento del Mpow Bluetooth 4.1

A 7 cm del auricular derecho está presente el controlador que tiene en la parte lateral un pequeño LED y tres botones (ON/OFF, UP, DOWN). Mientras que en el contrario se encuentra el Micrófono.

El botón multifunción sirve para encender y apagar los Audífonos Bluetooth, acoplarlos a un dispositivo Bluetooth, reproducir o poner en pausa una pista, así como responder, rechazar o terminar una llamada. Por otra parte los botones + y – sirven para regular el volumen o pasar a la pista siguiente/anterior.

Durante la conversación, nuestro interlocutor percibe nuestra voz fuerte, clara y limpia, "depurada" de los ruidos ambientales.

Calidad del Sonido

El sonido de los Auriculares Deportivos Bluetooth Mpow resulta abierto con bajos sorprendentes, medios vivaces y equilibrados, altos bien detallados.

A su vez hay que resaltar la Ausencia Total de Distorsión cuando existen niveles más altos de volumen. La tecnología Bluetooth 4.1 de estos nuevos Mpow permite conectarlos a un dispositivo sin problemas y con una velocidad excelente, sin embargo, esto limita al máximo el Consumo de la Batería.

Es posible utilizar estos Auriculares Deportivos por 8 horas consecutivas o dejarlos en standby por otras 300 horas. La particularidad de estos Audífonos Mpow es el Encendido o Apagado, pronunciada por una voz femenina que comunica respectivamente Power On/Off al unísono con la iluminación de un LED blanco en el primer caso y anaranjado en el segundo.

Siempre en el auricular de la derecha es visible una pequeña ventanilla, en plástico, que esconde el ingreso del micro USB para cargar la batería. La misma se cierra, pero no resulta particularmente fácil.

Variedad en el Acabado del Diseño

Es agradable poder escoger entre la variedad ofrecida en cuanto al acabado del diseño de los Mpow Bluetooth 4.1, con la cubierta metálica de color Plateado, Oro o Negro.

Ventajas

- Buena Calidad Audio.
- Excelente Ergonomía.
- Óptima Duración de la Batería.

Desventajas

- Nada de relevante aparte de la dificultad en el abrir y cerrar la ventanilla de la puerta micro USB.

Sería bueno que hubiese sido incluido una funda Protectora Para los Auriculares y así poder transportarlos sin temor a que se dañen por cualquier circunstancia.

Conclusiones

- Los Auriculares Mpow resultan Audífonos Bluetooth Deportivos que satisfacen las expectativas de los deportistas. Son fáciles y cómodos de utilizar una vez que se ajustan los soportes adecuados, con una Calidad Audio Sorprendente considerando la variedad de precios a los que pertenecen.
- La batería es capaz de ofrecer una buena autonomía.
- Un diseño rebuscado y estudiado adecuadamente para el deporte, pero también se adapta a los que no son deportistas.

Si no fuese por la falta de un protector y por la ventanilla en goma, que hace difícil acceder a la puerta micro USB, estos Auriculares In Ear ciertamente hubiesen merecido 5 estrellas en su puntuación final.

Auriculares Deportivos Wireless Mpow Swift

Los Mpow Swift Auriculares Estéreo Bluetooth 4.0 son Audífonos Inalámbricos que están teniendo un enorme éxito de ventas a un Precio Competitivo. Justamente esto genera curiosidad, ya que tantísimos post en línea hablan unánimemente de una óptima relación Calidad-Precio. En el presente análisis de opiniones sobre estos Audífonos Bluetooth consideraremos varios puntos de vista: estructura física y accesorios, características técnicas y aspectos prácticos.

Los Mpow Swift Auriculares han sido concebidos sobre todo para los deportistas apasionados, propiamente por esto ha sido elegido un Color Brillante y Reflectante, capaz de ser visible aún en las horas menos iluminadas. El Kit de accesorios es óptimo para ambos modelos, dotados de diversas gomas para tener un mayor número de Medidas Adaptables a tu oído con una estructura física que parece muy buena.

Auriculares Bluetooth Mpow

Mpow Bluetooth usa la tecnología Bluetooth Versión 4.0, con excelentes resultados en lo que se refiere a emparejamiento:

- Rápida Conexión y simple con todos los tipos de Smartphone, pero en general, con todos los productos dotados de Conexión Bluetooth.

Para aquellos que tienen un PC o una TV sin Bluetooth, bastará comprar un transmisor adecuado que cuesta poco. Adicionalmente a esto, está el rango de acción de unos 10 metros: un valor típico de esta tecnología.

El Mpow Swift nace sobre todo para las exigencias deportivas, así puedes correr en el parque o ir en bici, sin renunciar al uso del teléfono o del acompañamiento musical. En consecuencia, para todas las funciones que pueden servir para escuchar música y atender llamadas, basta utilizar los comandos dispuestos a los lados de los Audífonos.

Bajo este punto de vista estos Auriculares Deportivos Bluetooth satisfacen plenamente, aunque no todos estén de acuerdo, con relación a la Calidad Audio. Esto depende de varios factores como lo es el tipo de compresión de la música:

- No nos olvidemos del aspecto del bajo precio y del hecho que son Audífonos Wireless muy limitados en la Calidad de Reproducción con respecto a los Audífonos Beats Inalámbricos

La Prueba del Movimiento

Veamos ahora el aspecto práctico de estos Auriculares Bluetooth, en específico en cuanto concierne a la Actividad Física y a su estabilidad.

Los Mpow Auriculares tienen una buena Capacidad de Aislar Sonidos Externos durante la carrera, aunque por la velocidad más alta en bici surge uno que otro problema; esto puede suceder particularmente durante las llamadas telefónicas.

Te ayudo a elegir tus AURICULARES DEPORTIVOS
Sanha Miller

La Estabilidad Es Muy Buena cuando se habla de deportes más o menos estáticos, como por ejemplo el levantamiento de pesas o una carrera ligera. Obviamente, si eres apasionado del Fit-Cross los Audífonos Mpow muestran sus limitaciones.

La Resistencia al Sudor es excelente, aun cuando se sude mucho los Auriculares Running se mantienen firmes en el cable.

Autonomía de la Batería

La batería se recarga por medio de un Cable USB que viene dentro del embalaje de dichos Audífonos con Bluetooth.

Estos Auriculares necesitan de 2 horas completas de carga para ofrecer una Autonomía de 5 Horas, que, sin embargo, son valores óptimos.

Colores Disponibles

Los Auriculares Deportivos Inalámbricos están disponibles en una variedad de colores:

- Blanco.
- Rojo.
- Amarillo.
- Negro.
- Celeste.

Ventajas

- Precio. Son Auriculares Baratos.
- Buena autonomía de la batería.
- Fácil conexión.
- Comandos externos.
- Accesorios para diversas medidas.

Desventajas

- Dificultad de fijación con movimientos desafiantes.

Especificaciones Técnicas de los Mpow Auriculares Manos Libres

- Bluetooth Estándar: Bluetooth V 4.0.
- Chips: CSR8645 high-end chip from CSR Plc.
- Radio de frecuencia: 2,4 Ghz.
- Modalidad Bluetooth: Auriculares Bluetooth Deportivos/manos libres/A2DP/AVRCP.
- Tiempo de llamada/Entretenimiento: hasta 5 horas.
- Tiempo de standby: hasta 185 horas.
- Tiempo de carga: 2 horas.

Contenido del Fabricante

El paquete incluye:

Te ayudo a elegir tus AURICULARES DEPORTIVOS
Sanha Miller

- 1 x Mpow® Swift Bluetooth.
- 3 x Auriculares (pequeños, medianos, grandes).
- 1 x Cable de Carga Micro USB.
- 2 x Estabilizadores Internos Fit.
- 3 x Estabilizadores Externos Fit Sport.
- 1 x Manual de uso.

Conclusiones

Los Swift de Mpow son Auriculares con Bluetooth para quienes aman hacer deportes al aire libre. La ausencia de cables de conexión permite su uso con la Máxima Comodidad. Son resistentes al sudor y se utilizan sin molestias durante varias horas.

La Estabilidad es su punto fuerte principal. La calidad del audio es aceptable. Gracias al Bluetooth 4.0, el sonido se transmite fielmente.

Auricular SoundPEATS q12. Fusión de Música y Tecnología

La música se ha fusionado con la tecnología y gracias a esta unión han surgido múltiples posibilidades para escuchar nuestras pistas preferidas. Una de estas está representada por los Auriculares Bluetooth SoundPEATS q12 que forman parte de esta categoría de productos. Hoy hemos traído para ti nuestra opinión al respecto.

Utilización del SoundPEATS Bluetooth

Durante la fase de acoplamiento y de utilización no hemos encontrado problemas en lo que se relaciona a la comodidad y usabilidad. Ciertamente los Audífonos son muy cómodos de tener y, a pesar que sobresalen más de lo debido de la oreja, aseguran una óptima fijación.

¿Cuántas veces nos hemos encontrado con una maraña de cables cuando usamos los auriculares para el Smartphone/iPod/Reproductor mp3? Seguramente sabes de qué estoy hablando.

El cable anti-enredo del audífono PEATS q12, permite que el producto brinde una buena Experiencia de Usuario, puesto que cuando los introducimos en el bolsillo, sin tener que colocarlos en el estuche adecuado, los encontramos listos para ser utilizados.

Variedad de Colores

Este dispositivo tecnológico para escuchar música no presenta una amplia variedad de su versión en otros colores. Disponible solamente en Rojo o Negro.

Autonomía de la Batería

En cuanto a la Duración de la Batería se encuentra alrededor de las 6 horas. Durante su uso cotidiano al escuchar música, la batería logra garantizar una autonomía por 3-4 horas.

Los Tiempos de Recarga varían como siempre, en base al cargador utilizado, desde 1 a 2 horas.

Pros del Auricular SoundPEATS q12

- Esta oportunidad SoundPEATS presenta un diseño que sorprende por la relación Calidad-Precio. Aunque ha sido construido con materiales económicos, de hecho, los auriculares parecen ser muy Resistentes.
- Ambas capsulas están conectadas a un cable. En la parte derecha están presentes los clásicos botones para encendido/apagado y para la Regulación del Volumen. Además, consta de una Salida MicroUSB para la recarga del producto.
- A pesar de que las dimensiones de 10,2 x 4,6 x 9,7 cm hacen que los q12 SoundPEATS se sientan ligeramente abultados en el interior del oído. El peso, en cambio, es de solo 18 gramos, y permite una confortable y Relajante Experiencia al Escuchar Música.
- En el lado posterior de las dos gomas de cada audífono, un Seguro Magnético permite que las dos capsulas se unan magnéticamente, para tener todo organizado. Aún

cuando este seguro nos ha parecido poco resistente durante la fase de prueba, no hemos encontrado problemas.

Los deportistas aprecian mucho esta última característica, puesto que, durante los entrenamientos, cuando no se quiere escuchar música temporalmente, se tiene la posibilidad de tener el producto SoundPEATS bien firme al cuello.

Contras del SoundPEATS

Llegamos al punto crítico: el Audio. Considerando el rango de precios por el cual es vendido, a nuestro juicio, el producto es ligeramente inferior con respecto a la media de los otros ofrecidos en el mercado:

- El Audio Se Distorsiona a un alto volumen, por consiguiente, los auriculares emiten un Sonido Muy Fuerte, no calibrado y además extraño.
- Los bajos están casi ausentes y los altos son muy acentuados.

Videos Demostrativos del SoundPEATS q12

Presta atención a este video que te proponemos a continuación, donde se revela el contenido de la Confección del Audífono Magnético SoundPEATS q12, para que descubras sus funciones y así puedas decidir si comprar o no esta fusión de música y tecnología en un par de auriculares.

¿Por Qué Comprarlo?

A pesar de que este gadget no ha satisfecho por completo el Nivel de Insonorización, hemos apreciado la dedicación que la Compañía ha puesto en la Usabilidad y Diseño.

El sonido, para todos aquellos que no pretenden lo máximo ni subir mucho el volumen, es discreto y por tanto adaptado a un público que se interconecta por primera vez al Bluetooth.

Título original:
Te ayudo a elegir tus
AURICULARES
DEPORTIVOS
Autor:
Sanha Miller
Año de edición: Febrero 2017